FACULTÉ DE MÉDECINE ET DE PHARMACIE DE LYON

COMPTE RENDU

DE LA

CLINIQUE OPHTALMOLOGIQUE

Pour l'année 1878

PAR

LE DR A. GAYET

EX-CHIRURGIEN EN CHEF DE L'HOTEL-DIEU
PROFESSEUR DE CLINIQUE OPHTALMOLOGIQUE A LA FACULTÉ
DE MÉDECINE DE LYON

LYON
IMPRIMERIE PITRAT AINÉ
4, RUE GENTIL

1879

COMPTE RENDU

DE LA

CLINIQUE OPHTALMOLOGIQUE

FACULTÉ DE MÉDECINE ET DE PHARMACIE DE LYON

COMPTE RENDU

DE LA

CLINIQUE OPHTALMOLOGIQUE

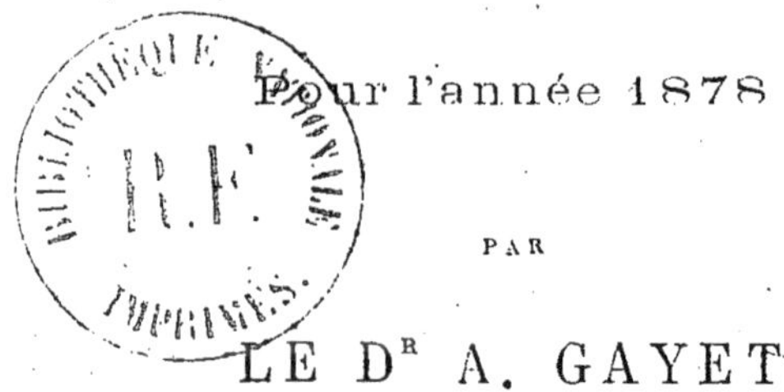

Pour l'année 1878

PAR

LE Dr A. GAYET

EX-CHIRURGIEN EN CHEF DE L'HOTEL-DIEU
PROFESSEUR DE CLINIQUE OPHTALMOLOGIQUE A LA FACULTÉ
DE MÉDECINE DE LYON

LYON

IMPRIMERIE PITRAT AINÉ

4, RUE GENTIL

1879

Des circonstances indépendantes de notre volonté nous ont empêché de publier plus tôt ce compte rendu. Pourtant nous le devions à tous ceux qui ont contribué à fonder la Clinique ophtalmologique de Lyon ; à la Ville, au Ministère de l'instruction publique, aux Administrations des hôpitaux et de la Faculté, aux médecins, qui tous ont le droit de savoir si leurs intentions ont été remplies, le but de leurs désirs atteint et les intérêts de la science soigneusement ménagés.

C'est donc à eux que nous nous adressons ; mais on nous permettra de signaler parmi ceux à qui la Clinique ophtalmologique doit le plus, le vénérable et regretté président Piaton et M. G. Saint-Olive, ancien administrateur de l'intérieur, à l'Hôtel-Dieu.

FACULTÉ DE MÉDECINE ET DE PHARMACIE DE LYON

COMPTE RENDU

DE LA

CLINIQUE OPHTALMOLOGIQUE

Pour l'année 1878

L'établissement à Lyon d'une Faculté de médecine, a consacré dans l'enseignement public français un fait important, celui de l'inauguration d'une chaire magistrale d'Ophtalmologie, et comme conséquence nécessaire l'installation d'un service hospitalier uniquement destiné au traitement des affections oculaires.

Pour donner une idée de la nouvelle institution, j'aurai donc à l'examiner à un double point de vue, celui de l'organisation scientifique et celui de l'installation matérielle; c'est par le dernier que je vais commencer.

En clinique, on l'a souvent répété, la matière première de l'enseignement, la matière indispensable, c'est le malade, et toute institution qui veut prospérer doit l'attirer et le retenir par la largeur et la commodité de son hospitalisation.

Appelé depuis de longues années comme chirurgien en chef de l'Hôtel-Dieu de Lyon à connaître le mouvement de ce grand établissement, je savais pour quel chiffre respectable y figuraient les maladies oculaires et j'étais absolument certain qu'elles ne laisseraient jamais en souffrance une clinique spéciale. C'est même cette conviction qui me décida à quitter la direction d'un important service de chirurgie pure, pour me livrer tout entier à l'organisation du nouvel institut ophtalmologique.

C'est en effet, un tel institut qui vient d'être fondé à Lyon, grâce au libéral et puissant concours du Ministère de l'instruction publique et de l'Administration des hôpitaux : on va en juger.

Une des quatre plus vastes salles de l'Hôtel-Dieu, présentant une superficie de 922^{m} 50, a été consacrée au service, et si monumentale était-elle, qu'on a trouvé à y loger à l'aise deux salles de malades de trente lits chacune, deux salles de consultation gratuite, deux laboratoires et une magnifique salle qui sert à la fois pour les cours, les expériences et les opérations. Et cette division a pu se faire tout en laissant aux divers locaux les plus vastes développements.

SERVICES DES MALADES INTERNES

Les salles qui leur sont destinées sont, comme je viens de le dire, de trente lits chacune. La salle Saint-Charles est occupée par les hommes, la salle Sainte-Claire, par les femmes. L'une et l'autre sont indépendantes, desservies par un escalier particulier et munies de leurs accessoires, tels que communs, cabinets de lavage, etc.

Toutes les deux d'égale dimension, présentent :

19m 75 de longueur,
15m » de largeur,
6m 25 de hauteur.

Elles ont donc en capacité 1,851 mètres cubes, et chaque malade dispose de 62 mètres cubes, quantité suffisante et au delà.

On pourrait craindre que de pareilles dimensions soient un obstacle au chauffage, mais l'expérience de deux hivers nous a démontré qu'il n'en était rien, et que grâce à un gros poêle calorifère ainsi qu'à un fourneau, la température s'élevait facilement de 14 à 16°.

Je ne me montrerai pas aussi satisfait de l'aération, qui, dans un local aussi vaste, laisse pourtant beaucoup à désirer. En cherchant les motifs de cette grave imperfection, je les trouve dans la nécessité où l'on est de maintenir, pour les maux d'yeux, une obscurité continuelle, et la mauvaise adaptation des fermetures actuelles à ce genre de nécessité. Le fait est que bien souvent, en pénétrant dans nos salles, les étrangers et nous-même sommes frappé d'une odeur repoussante et que nous avons eu à souffrir d'une tendance aux affections catarrhales des conjonctives qui n'a pas laissé que de nous inquiéter quelquefois.

J'étudie cette question avec soin et je ne tarderai pas à exposer à l'Administration quelques projets qu'elle acceptera, je l'espère, avec cet esprit libéral et cet amour du progrès qui la caractérise.

Nos salles sont parquetées de chêne, hautement plafonnées et peintes d'une teinte grise, neutre, qui assure le calme de la vue.

Le mobilier n'a rien de caractéristique : des lits en fer largement espacés, des tables communes pour les repas, des chaises, etc., etc.

Le recrutement de ce service profite de la libéralité avec laquelle l'Hôtel-Dieu de Lyon s'ouvre aux indigents de *tous les pays*. Ce sont les maladies d'yeux d'une région assez étendue de la France qui le peuplent et le renouvellent, et ce système est la garantie de l'abondance et de la persistance avec lesquelles elles s'y présentent. Quelques lits payant une modeste rétribution sont aussi offerts à cette catégorie de gens qu'une assistance gratuite pourrait humilier, et nous avons encore là un moyen d'attirer à nous certaines affections intéressantes, qui, sans cela, pourraient échapper à notre observation.

L'inépuisable obligeance de MM. les internes chargés du service de la réception des malades, m'autorise toujours à leur désigner ceux que je voudrais avoir à la clinique, et je puis ainsi faire un choix et corriger ce que le hasard des entrées journalières a quelquefois de contradictoire avec la variété et la marche de l'enseignement.

Est-ce à dire que nous n'ayons plus de désirs à formuler au point de vue de l'hospitalisation ? Pour être sincère, nous dirons qu'il nous manque encore une salle d'isolement pour les affections contagieuses, et que rien n'est fait pour les petits enfants. Hâtons-nous d'ajouter ,comme correctif, que dans notre ville les maladies exigeant l'isolement sont rares et que bon nombre d'enfants peuvent être efficacement soignés à la consultation.

CONSULTATION GRATUITE

Cette institution complète en effet le service hospitalier et lui prête un concours sans lequel il serait insuffisant.

Par leur nature et sauf des cas assez rares, les affections oculaires ne portent pas d'atteinte à la santé ; elles laissent à ceux qui en souffrent l'usage de leurs membres, de leur activité, et s'il est une classe de nécessiteux auxquels on puisse appliquer l'assistance à domicile, c'est bien celle-là ; mais en même temps on ne trouvera pas de maladie qui exige des soins plus persévérants, plus intelligents, plus souples, si par ces mots je puis exprimer les marches et contre-marches de la thérapeutique.

La consultation gratuite peut donc s'appliquer à un

grand nombre de maladies des yeux, même graves, pourvu qu'elle les suive de près, multiplie ses observations et distribue ses soins avec intelligence. Ce sont là les principes qui nous ont guidés dans la fondation que nous avons annexée au service de la clinique, avec le concours de l'Administration des hospices. Voici en peu de mots l'organisation de ce service.

Tout indigent lyonnais ou étranger, muni de pièces authentiques constatant des droits légitimes à l'assistance, et atteint d'une affection oculaire, peut se présenter au bureau des entrées de l'Hôtel-Dieu où on lui délivre un laissez-passer. Un escalier indépendant et monumental (car tout est monumental dans l'œuvre de Soufflot), le mène à une salle d'attente spacieuse, convenablement chauffée en hiver et assombrie en été par d'épais rideaux. Là il se fait inscrire à titre de nouveau sur un registre, véritable journal de la clinique, et reçoit une feuille d'observation sur laquelle s'inscrivent son nom, son âge, son lieu de naissance et son domicile actuel. Avec cette pièce il se présente au professeur qui l'interroge, l'examine, consigne sur sa feuille les particularités intéressantes de sa maladie, son diagnostic, et en même temps la thérapeutique qu'il institue lui-même, ou fait établir sous ses yeux.

Une fois pansé, le patient reçoit dans une enveloppe son observation qu'il doit rapporter fidèlement [1], et en outre une petite fiche qui lui fixe le jour d'une nouvelle consultation; puis, il sort par une porte ouverte sur

[1] Depuis le milieu de 1879, ce système est modifié, et le malade n'emporte plus sa feuille d'observation.

l'escalier et peut s'en aller à la pharmacie recevoir, s'il y a lieu, ses remèdes internes.

Trois fois par semaine, les lundi, mercredi et vendredi de 10 h. à midi, les consultants gratuits se pressent en foule ; ils sont pansés sans qu'il soit nécessaire de jamais mettre entre leurs mains ni un collyre ni rien dont ils puissent abuser. A la fin du traitement leur feuille d'observation leur est retirée, la date est consignée sur le registre journal et tout est dit.

Une affection trop grave vient-elle à se présenter, aussitôt l'admission dans les salles est réclamée ; inversement, un malade interne peut-il être traité au dehors, aussitôt il reçoit un *exeat* de l'hôpital et est invité à venir compléter son traitement à la consultation.

Ainsi se prêtent un mutuel secours ces deux grands services, grâce auxquels, nous pouvons l'affirmer, tout indigent peut recevoir les soins spéciaux que réclame son état.

C'est ainsi qu'aujourd'hui Lyon ne le cède à aucune des grandes villes de l'Europe pour les ressources ophtalmologiques qu'elle met à la disposition de ses habitants peu fortunés.

Ce que nous venons de dire s'applique uniquement au service hospitalier, mais nous avons la joie d'ajouter qu'au point de vue des ressources scientifiques, la Clinique ophtalmologique lyonnaise n'est pas moins bien dotée. Est-il présomptueux de commencer ce chapitre par l'exposé du personnel, qui est le trait d'union naturel entre les deux ordres d'idées ; qui tantôt se tourne vers les malades à titre médical, tantôt vers les élèves à titre enseignant.

La direction de tout le service est confiée à un membre de la Faculté qui y occupe une place magistrale, honneur très grand dont il sent tout le poids et qui l'engage à consacrer toutes ses forces au développement de l'œuvre qu'on a voulu développer et honorer.

Un chef de clinique, nommé au concours pour deux ans, est son aide de camp naturel, son *alter ego* dans tous les soins du service et de l'enseignement.

Un interne également nommé au concours aide dans les opérations.

Enfin un externe, tel est le personnel régulier de la clinique.

Des stagiaires choisis parmi les élèves de quatrième année et désignés pour un semestre le complètent ou plutôt devraient le compléter, car jusqu'ici, pour des raisons diverses, leur assiduité a toujours laissé à désirer. Voici maintenant les ressources comme enseignement dont dispose la clinique.

1° LOCAUX

Si on eût voulu se borner à la clinique dans le sens étroit et strict du mot, les salles ressortissant à l'enseignement n'auraient plus leur raison d'être et pourraient être considérées comme un luxe au moins inutile. Mais si l'on veut s'élever plus haut et considérer qne la clinique est l'application de nos connaissances théoriques à la recherche des maladies et à leur guérison, ne devient-il pas indispensable, si ces connaissances théoriques ont un caractère particulier, et si leur application exige des méthodes spéciales, d'étudier les unes et de se servir des autres concurremment ?

C'est même la seule raison d'être des enseignements spéciaux, qui ne sauraient être féconds qu'à la condition d'être vraiment scientifiques. Or l'exploration de l'organe visuel ne peut se faire qu'au moyen d'instruments de physique dont la théorie doit être connue ; au moyen de méthodes qui empruntent à l'optique pure ses instruments et ses procédés expérimentaux : de là l'incontestable nécessité de posséder les uns et de pouvoir appliquer les autres.

On ne peut atteindre de pareils résultats qu'à la condition de posséder une salle de dimensions assez vastes pour y développer les expériences, et disposée de manière qu'on puisse y faire, à son gré, l'obscurité et la lumière ; munie enfin de tous les engins qui permettent l'installation de tous les appareils. C'est dans ce but que nous avons demandé et obtenu un vaste amphithéâtre dont l'amplitude, l'éclairage et l'aménagement ne laissent rien à désirer. Cinq cabinets d'ophtalmoscopie y sont annexés et le complètent, et quel que soit le nombre des élèves qui fréquentent la clinique, tous peuvent y trouver les ressources et la place nécessaire pour leurs recherches.

Cependant cet ordre d'étude n'est pas le seul qui nous ait préoccupé. Nous avons pensé que l'anatomie pathologique, cette base féconde de tout enseignement clinique, devait avoir sa place dans notre institut, et un vaste laboratoire lui a été réservé, muni de microscopes en nombre suffisant et de tout l'attirail nécessaire à ce genre de recherches. Nous y avons installé, sous forme de musée pathologique, une collection d'un prix inestimable, rassemblée depuis longues années, et prête à fournir une mine de recherches inépuisable à ceux qui voudront mettre en œuvre toutes ses richesses.

Enfin, un second laboratoire affecté au professeur est organisé pour la construction et le montage des expériences qui se font au cours et suivant les besoins du moment.

Si l'on veut bien remarquer que les locaux dont nous venons de donner une brève description sont placés de plain-pied entre les salles des malades, en communication avec la consultation gratuite, on comprendra toute la commodité d'une organisation qui met les ressources les plus diverses de l'enseignement sous la main de celui qui doit les employer.

2° INSTRUMENTATION

Bien que ce soit là un champ toujours ouvert à nos désirs, bien que de grandes lacunes soient encore à combler, nous ne pouvons nous empêcher d'exprimer à qui de droit toute notre reconnaissance pour ce qui a été fait. Le Ministère de l'instruction publique et l'Administration des hôpitaux ont rivalisé de libéralité pour doter la clinique de tout ce qui pouvait être utile à la science et aux malades. Grâce à cela, nous sommes en possession de presque tous les instruments délicats nécessaires à l'exploration optique de l'œil, ainsi que de tous ceux indispensables aux opérations.

Les principaux optomètres, les périmètres, les ophtalmoscopes, les boîtes à réfraction, sont d'un usage régulier à la clinique. Nous disposons aussi d'un excellent fauteuil d'opérations et d'un arsenal à peu près complet.

Ce n'est pas tout, les expériences d'optique y sont rendues possibles par une collection assez complète d'instruments à réfraction, à polarisation, et d'appareils grossissants.

Un point sur lequel notre instrumentation est à peu près complète, est celui des projections. Tout le monde sait le parti que l'enseignement peut tirer de ce mode de démonstration. Faire apparaître sous les yeux d'un auditoire nombreux et d'une manière saisissante des images agrandies mais fidèles de la nature, est une chose bien faite pour attirer et séduire les élèves. Arriver par des artifices optiques à grossir et projeter la nature elle-même, sous forme de préparations microscopiques photographiées et agrandies, est encore mieux, et c'est ce que nous espérons bientôt pouvoir faire dans l'intérêt de la science et de l'enseignement.

Telles sont les ressources matérielles de la clinique ophtalmologique de la Faculté et de l'Hôtel-Dieu. De prime saut, avec le concours de forces multiples et de bienveillances concordantes, elles se sont élevées à des hauteurs qui ont fait de cet établissement un des plus importants qui existent. Reste à les utiliser, à leur faire porter tous leurs fruits. Ce que nous allons ajouter montrera le parti qu'on en a tiré pendant une première année d'installation.

STATISTIQUE

La statistique qui va suivre est établie au moyen des feuilles d'observations relatives à chaque malade et recueillies avec soin. Tout ce qui concerne les malades hospitalisés ne laisse rien à désirer comme exactitude : on n'en saurait dire autant pour ce qui regarde ceux venus à la consultation gratuite. En comparant le registre journal avec le nombre des feuilles, on voit qu'un tiers environ ne sont pas rendues. C'est là un résultat en quelque sorte inévitable, parce qu'il correspond à l'impéritie d'une foule de gens qui, une fois guéris, ne croient pas même devoir au médecin ce mince gage de reconnaissance. Malgré tout le soin que nous mettons à conserver et recueillir ces observations, un certain nombre est perdu comme document scientifique.

Quoi qu'il en soit, le bien est fait, et la science n'y perd pas beaucoup ; il y a donc lieu de se consoler.

Nota.— Depuis le milieu de cette année nous avons pris le parti de retirer aux malades leurs feuilles d'observations, et nous avons eu recours à un artifice de bureaucratie qui nous permet néanmoins de tenir régulièrement leur compte pathologique tout en nous assurant la possession des résultats.

Nous avons même complété tout le système par l'addition d'un registre alphabétique, sorte de table des matières qui nous permet de facilement retrouver tout notre personnel et d'établir l'histoire pathologique d'un grand nombre de patients, ce qui dans quelques années sera d'un prix scientifique considérable.

Le chiffre total des malades traités à la clinique pendant l'année 1878 a été de 1254 ainsi répartis :

Hommes.	621
Femmes.	532
Enfants	101

Ont été hospitalisés :

Hommes.	340
Femmes.	238
TOTAL.	578

Restent pour la consultation gratuite :

Malades	
Hommes.	281
Femmes.	294
Enfants	101

En divisant le nombre des malades internes par celui des lits, on voit que chacun d'eux a suffi pendant l'année 1878 à 10 patients, ce qui représente pour chacun un traitement moyen de 36 jours, chiffre supérieur à la réalité et qui est dû à la présence de quelques incurables, dont il est toujours difficile de se débarrasser.

Quant aux malades externes, la durée moyenne de leurs traitements ne présente aucun intérêt, puisque leurs affections sont très variées et que ne se faisant pas obstacle les uns aux autres, ils peuvent être concurremment menés jusqu'à complète guérison.

Nous avons, dans le tableau suivant, classé nos malades sous un certain nombre de chefs nécessairement arbitraires, mais se rapprochant des classifications scientifiques dans la mesure utile au genre de document que nous publions.

Maladies	de l'orbite	10
—	des voies lacrymales	32
—	des paupières	48
—	des muscles	12
—	de la conjonctive	65
—	de la cornée	187
—	de la sclérotique	
—	de l'appareil accommodateur	244
—	du corps vitré	15
—	de l'iris	44
—	de la choroïde	17
—	du tractus uvéal	33
—	de la rétine	13
—	du nerf optique	31

Enfin, pour ces maladies complexes et multiples incapables de rentrer dans aucune de ces divisions, nous avons ajouté deux chapitres, ceux des

Ophtalmies	31
Traumatismes	25

Il ne faut pas chercher dans ce tableau l'expression exacte du mouvement du service ni du rapport des maladies diverses, puisqu'il nous manque 415 observations qui, en regard des 922 que nous possédons, forment un chiffre qu'on ne saurait négliger.

Maladies de l'orbite

		HOMMES	FEMMES
Traumatismes. .	Fracture du rebord orbitraie supér. .	2	»
	Brûlure.	»	1
Tumeurs . . .	osseuse.	»	1
	vasculaire	»	1
	néoplasique. . . .	1	1
Lupus.		»	
Abcès.		1	1
Totaux.		4	6

Les seules observations vraiment intéressantes se rapportent à deux traumatismes ayant eu pour résultat la fracture du rebord orbitaire et son abaissement définitif. Dans un cas, ce déplacement fut cause d'un chémosis énorme et très persistant; dans l'autre, il amena un abaissement du globe oculaire et une rotation persistante de celui-ci sur son axe horizontal, puisque la diplopie était juste inverse de ce qu'elle aurait dû être en vertu du simple refoulement en bas.

La gravité et la persistance des conséquences fonctionnelles de cette lésion ont été pour nous un enseignement et nous engagent à conseiller, lorsque la nature des accidents permettra de soupçonner une fracture esquilleuse du rebord orbitaire, de mettre tout en œuvre pour rétablir les fragments dans leur position naturelle et pour les y maintenir.

Affections des voies lacrymales

Epiphora simple ou compliqué de blepharite . . .	11
Catarrhes purulents du sac.	6
Tumeurs lacrymales.	3
Fistules lacrymales avec ouvertures successives. . .	3
Fistules avec fongosités.	1
Obstructions du canal nasal à la suite de gonflement périostique.	3
Traumatismes.	2
TOTAL.	32

Tel est le bilan de ces affections ; mais au point de vue thérapeutique nous devons les diviser autrement et considérer :

1° Les dacryocystites simples avec ou sans catarrhe du sac.

2° Les maladies compliquées, telles que fistules, — fongosités, — lésions périostiques ou osseuses du canal.

J'ai traité 19 des premières par le cathétérisme de Bowmann, précédé de l'incision de l'un des points lacrymaux. Sur ces 19 je compte 3 guérisons, 7 améliorations de plus ou moins de durée. Les 10 autres malades ont suspendu le traitement de guerre lasse ou l'ont refusé.

Ces résultats sont en somme peu satisfaisants et montrent que le traitement par la dilatation est loin d'avoir toute l'efficacité qu'on lui a attribuée. A ce sujet nous nous associons pleinement aux observations si judicieuses de Wecker, et sommes d'avis qu'il faut pousser avec vigueur des recherches nouvelles dans ce sens.

Il ne faut pas non plus abandonner, comme on paraît

tenter de le faire, les anciens procédés au profit des nouveaux. La perforation de l'unguis par le procédé de M. Foltz m'a donné trois succès, là où le cathétérisme avait échoué. La cautérisation énergique par le nitrate d'argent, et surtout le feu, a conservé tous ses avantages dès qu'il s'agit de fongosités ou d'altérations osseuses.

Une remarque importante, c'est que depuis que Bowmann a attiré l'attention sur les points lacrymaux on néglige trop l'orifice nasal du canal. Celui-ci doit être cependant fréquemment en jeu, si on en juge par ce fait assez commun, que les injections ne passent pas alors que le cathétérisme est très facile.

Maladies des paupières

Kyste dermoïde	1
Kystes des glandes de Méibomius	5
Impétigo ou eczéma impétigineux	3
Blépharites glandulo-liliaires	17
Entropions	9
Ectropions	3
Epithéliomes	5
Spasme palpébral	1
Blépharoptoses	2
Traumatismes	2
TOTAL	48

De toutes ces affections, la blépharite glandulo-liliaire est sans contredit la plus commune. Insignifiante à ses débuts, elle mène peu à peu aux déformations les plus graves. Il n'est pas de maladie qui exige plus de minutie et plus de persévérance dans les soins. Ceux-ci doivent tendre 1° à la guérison des cils par l'épilation et la modification consécutive des bulbes ; 2° à l'amélioration des muqueuses par les cautérisations légères ou l'emploi des astringents et des cathérétiques ; 3° enfin à la restitution des fonctions musculaires par l'emploi judicieux de l'électricité.

Les voies lacrymales doivent en outre être soigneusement explorées parce qu'elles sont souvent compromises et deviennent le lieu de refuge d'une inflammation qui en repart de nouveau pour d'interminables récidives.

Les entropions qui résultent de la déformation des bords palpébraux consécutive à cette maladie, quoique moins graves que ceux qui sont la suite des affections granuleuses, n'en arrivent pas moins, avec le temps, à de redoutables conséquences et méritent toute l'attention du chirurgien. Nous avons apporté notre tribut à la cure de cette difformité en proposant une opération qui a pour but le déplacement complet du bord palpébral.

Les ectropions, beaucoup moins graves, ne donnent lieu à aucune observation.

L'épithélioma a causé le seul décès que nous ayons eu cette année dans le service.

Affections musculaires

Paralysies du droit externe	5
Paralysies de la troisième paire	3
Paralysies multiples	1
Strabismes amétropiques	3
TOTAL	12

Les paralysies de la sixième paire sont une des manifestations syphilitiques les plus fréquentes lorsque la diathèse vient à atteindre le système nerveux. Aussi voit-on la plupart du temps l'iodure de potassium en faire justice, lorsque toutefois on l'administre à la forte dose de 4 à 6 gr. par jour.

Sur nos cinq malades un seul a résisté, c'était un vieillard de 80 ans. Trois ont été guéris et un amélioré.

Une chose sur laquelle nous appelons l'attention, c'est que malgré la persistance complète de la déviation oculaire, il est rare que les malades n'accusent pas promptement une amélioration, qui n'est qu'apparente et due à l'habitude. Il faut, pour juger des guérisons, ou la cessation de la diplopie avec usage de la vision binoculaire, ou une mensuration précise du strabisme.

Les paralysies de la troisième paire, souvent de même origine, sont généralement plus rebelles que les précédentes; sur trois nous n'en avons vu s'améliorer qu'une.

Enfin les paralysies multiples étaient dues à des traumatismes et ont donné lieu à des études qui ont été publiées ailleurs.

Les trois strabismes[1] qui ont été traités à la clinique provenaient chacun d'une cause différente. L'un était dû à une altération de la tache jaune, l'autre à l'hypermétropie et le troisième à la myopie.

Le petit nombre des cas de ce genre s'explique par la nature de la clientèle qui fréquente l'hôpital et qui se soucie médiocrement des questions de cosmétique.

[1] Nous avons cru devoir rapprocher les strabismes des affections musculaires, bien que leur place naturelle soit avec les amétropies.

Maladies de la conjonctive

Conjonctivites simples	5
— catarrhales	22
— spécifiques	5
— des nouveau-nés	3
— papuleuses	13
— aphteuses	1
— granuleuses	9[1]
Pterygions	5
Hyperplasie leucocytique	1
Hémorrhagie sous-conjonctivale	1
TOTAL	65

J'ai désigné sous le nom de conjonctivites simples les inflammations fugitives et légères qui succèdent souvent à de petites irritations mécaniques ou à d'autres causes insignifiantes, et cèdent au moindre traitement, à l'emploi d'une goutte de nitrate d'argent, par exemple.

Les conjonctivites catarrhales, évoluent plus lentement et donnent le tableau d'une inflammation à phases régulières. Nous ne pouvons pas dire qu'à Lyon ces maladies se multiplient en proportion de l'humidité du climat, et je crois que cela est dû à ce que le genre d'industrie qui nous est particulier, exigeant dans les habitations ouvrières, l'air, la lumière et l'espace, supprime par le fait, la plupart des causes des inflammations palpébrales.

Dans cet ordre de maladie nous n'avons pas rencontré de cas bien rebelles.

Les émollients d'abord et le sulfate de cuivre dès que l'écoulement est établi, nous ont donné des guérisons à la fois rapides et sûres.

[1] Voir à l'article *Kératites panneuses*.

Les ophtalmies blennorhagiques ont été traitées à la clinique au nombre de cinq, et avec succès. Nous nous sommes définitivement arrêté à l'emploi des moyens suivants : cautérisations minutieuses de la conjonctive avec un collyre de nitrate d'argent à 1 gr. sur 20 neutralisé ensuite avec l'eau salée; lavages répétés à l'eau tiède. Nous demandons la permission de faire connaître ici un petit artifice bien simple pour protéger la cornée pendant les cautérisations. Après avoir retourné la paupière, nous glissons au-dessous d'elle un pli épais d'une compresse fine qu'un aide retient en place et qui peut absorber le liquide caustique s'il s'en écoule. La même manœuvre est répétée aussi facilement pour la paupière supérieure et pour l'inférieure.

Sur trois conjonctivites des nouveau-nés, une fois le traitement s'est montré absolument inefficace à cause de la forme diphtéritique de l'affection. Malgré l'emploi des moyens excitants et l'œil suppurant à peine, la cornée s'est nécrosée.

Nous avons peu d'observations à faire sur les conjonctivites granuleuses; à Lyon elles sont décidément peu communes, et sur le petit nombre, quelques-unes ont été contractées dans les pays où la maladie est endémique. Elles ne paraissent pas non plus disposées à s'étendre par contagion, car nous n'avons pu observer qu'un fait bien évident de trachome communiqué par un frère à sa petite sœur.

L'emploi des cautérisations au sulfate de cuivre à l'état cristallisé est toujours ce qui m'a paru le plus efficace; mais il faut, même avec ce moyen, déployer des trésors de patience, et aujourd'hui nous traitons encore quelques malades qui ont inauguré la clinique.

J'ai cru devoir classer à part sous le nom d'hyperplasie leucocytique un cas assez étrange dans lequel toute la conjonctive bulbaire était infiltrée de larges amas blancs, transparents, étalés, mobiles avec la membrane, et ne donnant lieu pour le moment à aucune réaction inflammatoire. Évidemment ce cas se rapproche de ces formes de granulations qui affectent de s'assembler dans les culs-de-sac en amas gélatiniformes, mais il avait une physionnomie si particulière que j'ai cru devoir le signaler. Je l'ai traité utilement par l'abrasion et la cautérisation consécutive[1].

Rien à dire des conjonctivites papuleuses développées surtout chez des enfants, ni d'un cas de conjonctivite aphteuse bien caractérisée.

Nous ne signalerons les ptérygions que pour dire que nous nous contentons de les exciser, de les cautériser s'ils sont petits, et de les déplacer par le procédé de Desmarres, s'ils sont grands.

Maladies de la cornée

Kératites simples	7
— phlycténulaires	40
— panneuses	8
— interstitielles	25
— ulcéreuses	28
Irido-kératites	15
Kératites hérédo-syphilitiques	4
— syphilitiques	1
Abcès de la cornée	32
Taies de la cornée	27
TOTAL	187

[1] L'examen microscopique a montré la nature de l'affection.

Nous désignons sous le nom de kératites simples ces états fugitifs d'érosion ou de dépoli épithélial de la cornée, accompagnés d'hyperémie du limbe, le tout dû à une cause plus ou moins légère et guérissant spontanément.

Kératites Phlycténulaire

Cette affection s'est montrée chez les enfants et les jeunes gens, comme le démontre le tableau suivant :

1 à 5 ans	9
5 à 10 ans	9
10 à 15 ans	7
15 à 20 ans	9
20 à 25 ans	3
25 à 30 ans	2
30 à 35 ans	1
TOTAL	40

On y voit que, de 1 à 20 ans, elle se répartit à peu près exactement sur tous les âges, puis elle s'éteint brusquement et rapidement de 20 à 35 ans.

Elle frappe plus volontiers le sexe féminin, qui a fourni 30 victimes contre 11 de l'autre sexe.

Sa durée varie de 15 jours à 11 ans, mais elle est beaucoup plus communément de 1 mois et demi à 4 et 6 mois.

Lorsqu'elle persiste pendant des années, elle reparaît par poussées successives et plus ou moins espacées : tantôt elle frappe les deux yeux alternativement, tantôt elle semble s'acharner sur un seul organe. Nos observations nous donnent les résultats suivants, presque symétriques :

O G.	13 fois malade
O D	11 —
2 O.	12 —
Inconnu.	4 —

Lorsque les malades soumis à une poussée sont venus à la clinique, leur traitement a duré de 7 jours à 156 jours, et, entre ces deux extrêmes, il a varié singulièrement, sans qu'il soit possible d'assigner une moyenne.

Les cas les plus tenaces sont ceux qui se sont présentés avec des complications impétigineuses de la face, des paupières et des fosses nasales, avec des glandes, des scrofulides de toute nature. Enfin, ceux chez lesquels des poussées antérieures avaient compromis les yeux en y créant des leucomes, des synéchies iriennes, etc.

Nous n'avons pas eu d'accidents graves à déplorer du fait de cette maladie, et toute notre thérapeutique s'est bornée, à part le traitement général : 1° à des soins d'exquise propreté pour les yeux et la face ; 2° au traitement minutieux de toute complication nasale, polpébrale et faciale ; 3° à l'usage méthodique de l'eau tiède en douches pendant l'état aigu et du précipité jaune ensuite.

Nous donnons les douches au moyen d'un très-simple siphon en caoutchouc, dont on montre l'installation et le fonctionnement aux parents des petits malades et qu'on leur permet d'emporter pour cet usage. Quant aux applications, nous les faisons régulièrement nous-mêmes à chaque consultation, ce qui est très suffisant.

Nous sommes heureux de constater que c'est vis-à-vis de cet ordre d'affection que la consultation gratuite rend ses services les plus signalés.

Les kératites panneuses sont là pour compléter l'histoire des conjonctivites granuleuses. C'est, en effet, constamment à la présence des trachomes que le pannus doit son origine, et l'on peut dire que l'existence et les progrès de l'un sont liés à ceux de l'autre. C'est dire quelle ténacité et quelle patience il faut déployer vis-à-vis de cette complication, d'autant plus à craindre qu'elle trouble profondément la vue.

Elle prépare, en outre, la cornée à des altérations plus profondes et plus redoutables encore, et particulièrement à la kératite interstitielle ou parenchymateuse, comme on peut le voir dans plusieurs de nos observations.

Kératite interstitielle

Cette forme est, en général, consécutive, soit à la kératite phlycténulaire à répétition ; aussi se montre-t-elle de 10 à 20 ans dans une très-grande proportion et de 20 à 30 ans, mais aussi elle se montre en relation avec les maladies irido-ciliaires qui éclatent surtout de 40 à 60 ans.

1 à 10 ans	1
10 à 20 ans	10
20 à 30 ans	6
30 à 40 ans	1
40 à 50 ans	4
50 à 60 ans	1
TOTAL	23

Elle a un caractère de gravité et de ténacité extrêmes; sa durée peut être de 4 ou 5 mois et sa thérapeutique ne donne que des résultats peu satisfaisants. Sur 23 cas, nous comptons 8 guérisons, 7 améliorations, 4 états stationnaires, 2 aggravations, 2 inconnus, mais probablement mauvais.

Kératite ulcéreuse

15 hommes — 12 femmes

Les âges sont à peu près également partagés.

1 à 10 ans	2
10 à 20 ans	6
30 à 30 ans	4
20 à 40 ans	6
40 à 50 ans	1
50 à 60 ans	3
60 à 70 ans	4
70 à 80 ans	1
TOTAL	27

Les ulcères exercent la patience du malade et celle du chirurgien, mais généralement ils finissent par guérir dans un temps qui a varié entre 13 et 135 jours.

Quatre ulcères serpigineux avec hypopion traités par les frictions (procédé de Sömisch) et un par la cautérisation ignée, nous ont donné des résultats variables quant au pouvoir de la vision, mais complète quant à la conservation des yeux.

Irido-kératites	12
Irido-ponctuées	4
TOTAL	16

10 femmes. — 16 hommes

Rien n'est plus difficile à justifier que la division que nous adoptons, et placer des affections iriennes parmi celles de la cornée est, en somme, arbitraire.

Toutefois, comme nous voyons des lésions traumatiques éveiller des affections de l'uvée, après avoir agi longuement et préalablement sur la cornée, de même nous regardons comme incontestable que des maladies, primitivement kératiques, atteignent l'iris et deviennent compliquées de cette façon, sans cesser d'être des kératites.

La kératite ponctuée, qui figure pour quatre cas dans ce tableau, en est un exemple remarquable. Cette maladie débute par des altérations de l'épithélium qui tapisse la face postérieure de la membrane transparente, et même elle affecte cette forme pointillée si caractéristique qui lui a valu son nom.

Dans une de nos observations, la disposition des points affectait une forme circulaire autour du centre, au lieu de la forme du triangle la pointe en haut, qui lui est propre.

Dans un autre cas, la maladie était survenue chez une enfant de 16 ans blessée à l'autre œil et permettait de soupçonner son origine sympathique.

Au point de vue thérapeutique, le calomel insufflé est ce qui paraît réussir le mieux. L'iridectomie est inutile et même dangereuse.

Plus nous avançons dans la pratique, plus nous nous rattachons aux opinions d'Hutchinson au sujet de la forme de kératite à laquelle il a donné le nom d'hérédo-syphilitique. Toutes les fois que nous nous sommes donné la peine de fouiller les antécédents, nous avons toujours trouvé la diathèse signalée par le grand observateur anglais.

Nous l'avons traitée quatre fois à la clinique et quatre fois avec un succès soutenu. L'iodure de potassium à l'intérieur, les insufflations de calomel répétées avec discrétion, une hygiène convenable, tels sont les moyens qui réussissent.

La durée du traitement est de quatre à six mois et nous ne sachions pas qu'on puisse l'abréger.

Abcès de la cornée

Hommes 20. — Femmes 9

La plus grande fréquence de cette maladie chez les hommes, s'explique par les influences traumatiques. Nous trouvons en effet cette cause indiquée neuf fois, et huit fois, c'est sur des hommes qu'elle a agi. L'abcès de la cornée, pouvant être encore la conséquence d'affections diverses de la membrane, peut se rencontrer à tous les âges, mais c'est de 40 à 60 ans qu'il semble le plus commun.

Sömisch, en posant les règles d'un traitement rationnel, a ôté au pronostic de cette affection ce qu'il avait de fatal, et l'on peut dire aujourd'hui que la durée et l'étendue du mal, sa gravité en un mot, dépendent de la promptitude avec laquelle le patient vient se faire soigner.

Chez 15 de nos malades venus à temps, nous avons obtenu une guérison complète avec conservation de la vision et pas autre trace que le leucome inévitable. Chez 8 autres, il est resté des complications iriennes assez marquées pour compromettre sérieusement la vue et nécessiter des opérations consécutives.

Enfin chez le reste, l'œil a été sauvé, mais avec des altérations telles, qu'il faut se demander si ce résultat est réellement heureux et s'il n'aurait pas mieux valu pour le malade le lui enlever.

Nous nous étions posé la question de savoir si les larges ouvertures de la chambre antérieure qui mettent au contact un iris enflammé et une cornée abcédée n'étaient pas pour quelque chose dans les vastes synéchies qui se développent plus tard. Dans cette pensée, nous avons essayé, de déterger les abcès sans ouvrir la chambre antérieure et nous avons employé dans ce but la cautérisation ignée. Nos essais ne nous ont pas donné de résultats plus satisfaisants que le procédé de Sömisch employé dans toute sa pureté.

Aussi nous sommes décidé à proposer d'abord une iridectomie sans nous préoccuper de l'abcès, iridectomie qui permet l'expulsion de l'hypopion, puis l'ouverture et la détersion consécutive du foyer de l'abcès, si celui-ci ne s'est pas vidé par l'ouverture kératique. Ce mode de traitement est à l'étude.

Taies de la cornée

Néphélions	2
Leucomes (3 iridectomés optique)	17
Leucomes compliqués de synéchies iriennes (1 tatoué, 1 énucléé.)	8

Les taies de la cornée représentent les produits d'une foule de maladies cornéennes, depuis les plus simples jusqu'aux plus compliquées. Aussi se montrent-elles simples ou compliquées elles-mêmes. Elles affectent la proportion de :

Hommes.	16
Femmes.	21

Elles se montrent à peu près également réparties à tous les âges et l'on ne peut pas dire qu'à aucun elles soient prépondérantes.

Le calomel a amélioré la plus simple; l'iridectomie a paré sur quatre yeux à leurs inconvénients, l'énucléation a été nécessaire à un malade.

Une seule fois j'ai pratiqué le tatouage, qui a heureusement diminué les inconvénients cosmétiques de l'affection.

Maladies de l'iris

Elles sont assez difficiles à classer, car elles se compliquent très fréquemment de lésions de voisinage qui leur impriment soit un cachet particulier, soit une marche qui leur ôtent leurs caractères primitifs. Nous les diviserons en :

Iritis traumatiques	3
— séreuses.	3
Irido-kératite	6
Iritis plastiques ou irido-capsulites	22
— syphilitiques.	6
Irido-cyclites.	4
TOTAL.	44

Les trois premières ont été suivies de synéchies incurables et d'oblitérations pupillaires.

Les iritis séreuses ont guéri sans laisser de traces.

Six iridectomies, dont trois avec notables succès, ont été pratiquées dans les cas d'irido-kératite.

Dans les cas d'irido-capsulite, nous avons pratiqué 14 fois l'iridectomie avec des résultats relativement satisfaisants et destinés à s'améliorer toutes les fois que l'opération est intervenue à temps. Chez quelques malades, nous nous sommes bien trouvé des mercuriaux et de l'usage prolongé de l'atropine.

Dans les cas graves, nous avons essayé à plusieurs reprises les injections de pilocarpine, sans constater les effets remarquables qui ont été signalés.

Enfin les six iritis syphilitiques qui ont passé sous nos yeux se sont bien trouvés du traitement spécifique ; chez deux d'entre eux le mal n'a laissé aucune trace.

Je termine par les 4 irido-cyclites dont une a guéri; une seconde a été améliorée, tandis que la troisième est restée stationnaire et la quatrième est sortie refusant l'énucléation, seule ressource possible.

Maladies de la choroïde

Nous en avons traité 18 cas à la clinique, ainsi répartis :

Choroïdites atrophiques	11
— tuberculeuses	1
— exsudatives	3
— suppurées	2

Pour les premières, on sait que les malades viennent pour des pertes d'acuité dépendant le plus souvent d'un accident intercurrent soit sur la rétine, soit sur le corps vitré. Un traitement antiphlogistique ou spoliateur judicieux, amène dans quelques cas, de l'amélioration et c'est ce qui nous est arrivé pour deux malades. Quant aux autres, outre leur myopie incurable, ils ont gardé des traces de leurs accidents.

La choroïdite tuberculeuse appartenait à une enfant soupçonnée à juste titre de tuberculisation cérébrale.

Des trois cas de choroïdite exsudative, deux ont obtenu de l'amélioration, le troisième est resté stationnaire.

Les deux choroïdites suppurées nous ont contraint à l'énucléation.

Maladies du tractus uvéal

Nous avons traité :

Glaucomes aigus	6
— chroniques.	24
— hémorrhagiques.	3

Dans trois cas arrivés à temps à la clinique, l'iridectomie a été suivie d'un plein succès, mais quatre fois les malades, venus trop tard, ont dû se résigner à la perte de l'œil, et le croirait-on ? l'un d'eux, déjà sauvé par l'opération de Gräfe, a eu l'incurie de laisser perdre son autre œil.

Nous n'avons pas hésité à pratiquer quatre énucléations, lorsque le mal s'est montré au-dessus des ressources de l'art.

Au point de vue thérapeutique, ces vingt-quatre glaucomes chroniques présentent un véritable intérêt.

Sept d'entre eux ont été traités par l'iridectomie, et six fois avec un certain bénéfice, tant au point de vue de l'acuité, de la transparence des milieux ou de la douleur ; mais dans tous les cas où nous avons dû signaler une excavation *atrophique* de la papille et des adhérences multiples de l'iris avec tendance à l'atrophie, nous sommes resté impuissant; deux fois l'énucléation nous a rendu pour l'autre œil un véritable service.

Somme toute, les indications de l'iridectomie sont plus restreintes, moins sûres, mais n'en restent pas moins nettes dans quelques cas.

Les glaucomes hémorrhagiques nous ont conduit à une énucléation ; deux sont restés incurables.

Maladies du cristallin

Le nombre des cataractes qui ont passés dans le service est de 244, dont 109 femmes et 135 hommes.

Sur ce nombre 49 n'ont point été opérés pour cause de non maturité de leur cataracte, ou pour cause de complications trop graves. Reste donc 195 malades ayant subi l'extraction.

Nous les avons répartis ainsi :

Cataractes dures. 58

Cest-à-dire celles franchement séniles débutant par le noyau sous forme ambrée et gagnant peu à peu les couches corticales qui restent dures tout en s'opacifiant.

Nous ne les avons rencontrées qu'à partir de 40 ans,

et nous les avons trouvées nombreuses de 60 à 70 ans; ce sont encore elles que l'extrême vieillesse engendre en plus grand nombre.

Sur nos 58 opérés, 53 l'ont été avec succès; 5 n'ont pas recouvré la vue pour les raisons suivantes :

Phlegmon (83 ans)	1
Iritis plastiques	4

Cataractes demi-dures. . . 86

Ou nucléo-corticale, chez lesquelles le noyau ambré est enveloppé d'une couche plus ou moins épaisse de masses corticales molles et visqueuses.

C'est de 50 à 70 ans qu'on les rencontre surtout.

Elles nous ont fourni 79 succès et 7 insuccès dus à

Fonte de la cornée	1
Infiltrat	1
Irido-cyclite	1
Iritis plastiques	2

Malgré leur plus grande difficulté opératoire, les cataractes de cette nature nous ont fourni des résultats meilleurs que nous n'hésitons pas à attribuer à l'âge moyen des malades.

Cataractes molles	29
Opérées avec succès	27

2 insuccès dus, l'un à une panophtalmie, l'autre à des troubles vitrés.

Ici l'influence de l'âge est encore évidente.

Cataractes liquides de Morgagni. 8

Ici toutes les opérations ont réussi et malgré la petitesse du chiffre, nous ne craignons pas de dire que c'est la règle. Ce genre de cataracte donne habituellement de très beaux succès opératoires ; malheureusement l'acuité visuelle des patients n'est pas en rapport avec les apparences, elle a varié entre $\frac{1}{9}$ et $\frac{1}{249}$. On sait que ces cataractes sont presque toujours liées à d'autres lésions importantes.

6 cataractes très anciennes et en régression nous ont donné 6 succès et 1 insuccès par phlegmon, chez un homme de 70 ans.

A côté de l'inconvénient de se compliquer fréquemment de ramollissement de l'humeur vitrée, ces cataractes ont l'incontestable avantage d'être petites et de se *décapsuler* facilement et complètement, ce qui explique la bonne acuité moyenne que l'on obtient avec elles.

Cataractes compliquées.	6

Soit de diathèses, soit d'affection oculaire concommitante.

Sur 17, nous en avons choisi 6 qui nous ont donné 5 succès.

Maladies du corps vitré

Corps flottants.	
Troubles jumenteux	
Altérations syphilitiques.	3
Hémorrhagies.	5
TOTAL.	15

Nous ne comptons pas ici tous les ramollissements qui

viennent compliquer soit la cataracte, soit d'autres maladies de l'uvée, nous nous bornons à ces affections de la vitrine qui ont un caractère propre.

Nous n'avons rien obtenu dans les deux premiers cas, les corps flottants ont persisté intégralement.

Dans les cas de troubles jumenteux, nous avons obtenu, chez un homme de 32 ans, grâce à un séton, une augmentation de $\frac{1}{123}$ à $\frac{1}{3}$ et de $\frac{1}{18}$ à $\frac{2}{3}$.

Chez un homme de 40 ans, grâce aux courants continus, une amélioration de $\frac{1}{540}$ à $\frac{1}{48}$.

Chez un homme de 52 ans, grâce à l'iodure, nous avons amené l'acuité de $\frac{3}{50}$ à $\frac{1}{4}$ et de $\frac{1}{3}$ à $\frac{2}{3}$.

Chez deux autres malades, l'état a empiré.

Si nous remarquons qu'on observe bon nombre de ces troubles qui s'améliorent avec tous les traitements, nous sommes conduit à nous demander quelle confiance il faut accorder aux uns et aux autres, et si l'iodure et les courants continus sont d'une bien réelle efficacité. En tous cas, les seconds ne m'ont jamais donné de résultat là où le premier n'avait pas réussi.

Dans les trois cas d'altération syphilitique, l'iodure a repris tous ses droits et a amené de rapides améliorations.

Les hémorrhagies nous ont donné des résultats bien plus mauvais que les troubles jumenteux; dans deux cas seulement, de très légères améliorations se sont montrées; dans deux autres, le mal s'est aggravé sous nos yeux.

Ce qu'il y a de clair, c'est que les altérations de cet ordre tiennent à des affections du tractus uvéal et que c'est de l'état de ce dernier que dépend le pronostic; et thérapeutiquement tous les fondants agiront bien, pourvu qu'un courant non interrompu n'apporte pas dans le corps vitré de nouveaux matériaux.

Maladies de la rétine

Rétinites séreuses.	2
— glycosuriques	1
— albuminuriques.	1
— syphilitiques.	1
— pigmentaires.	2
Décollements rétiniens.	11
Total.	8

De toutes les rétinites, une des séreuses et la syphilitique ont été améliorées. La première est venue de $\frac{1}{48}$ à $\frac{1}{12}$ pour un œil et de 0 à $\frac{1}{18}$ pour le second. Les autres ont suivi leur cours. Une des rétinites pigmentaires était accompagnée de surdimutité.

Des décollements, cinq sont survenus chez des emmétropes ; un est dû à un traumatisme ; enfin deux se sont produits sur un œil après la perte traumatique déjà ancienne de son congénère ; ce qui donne à réfléchir à propos des sympathies.

Deux fois le décollement était déjà compliqué de cataracte.

Nous n'avons pu que constater une fois de plus l'impuissance de la thérapeutique vis-à-vis de cette redoutable maladie. Véritablement, nos résultats sont encore bien au-dessous des sacrifices que nous imposons à nos malades.

Maladies du nerf optique

Ce sont là encore des maladies assez décourageantes pour le médecin ; néanmoins, on verra que, comme Nagel et Haltenhof, nous avons obtenu quelques résultats des injections de strychnine.

Névrites optiques. 4

F. 42 ans. — Révulsifs. — Aggravation.
F. 32 ans. — Strychnine.
H. 52 ans. — Révulsifs. — Amélioration légère.
H. 53 ans. — Révulsifs — O G $\frac{1}{5}$ à $\frac{1}{6}$. O D $\frac{1}{18}$ à $\frac{4}{18}$.

Atrophies d'origine cérébrale. 3

1 atrophie coïncidant avec une paralysie glosso-labio-pharyngée.

18 atrophies par sclérose ascendante ou descendante.

Celles-ci ont particulièrement excité nos efforts et nous les avons soumises aux injections de strychnine avec une grande persistance. Quatre fois seulement nos efforts ont été couronnés de quelque succès.

Voici les résultats :

H. 57 ans. — Jambes faibles. — O D $\frac{1}{15}$ à $\frac{1}{9}$. O G $\frac{1}{12}$ à $\frac{1}{6}$.
H. 33 ans. — Récidive. — O D, O G, de zéro à distinguer les doigts.
F. 28 ans. — O D de zéro à $\frac{1}{9}$. Nulle à gauche.
F. 39 ans. — O D et O G passe de $\frac{1}{15}$ à $\frac{2}{9}$.

Dans les 14 autres cas, les injections multipliées à doses de 2 à 3 milligrammes prolongées pendant des semaines, n'ont absolument rien produit.

3 atrophies coïncidant avec des scléro-choroïdites postérieures sont aussi restées incurables.

1 atrophie syphilitique également.

1 atrophie par abus de tabac s'est un peu améliorée.

Troubles dioptriques

Myopies	8
Hypermétropies	10
Astigmatismes	3

C'est là une catégorie de malades qui jusqu'ici était restée en dehors des bienfaits de l'assistance publique; mais qui désormais pourra être efficacement soulagée.

Malheureusement à la clinique on a dû jusqu'ici se borner à des conseils et à la recherche de l'amétropie; les patients doivent se procurer les lunettes avec leurs propres ressources. Il serait digne de l'Administration hospitalière qui a déjà tant fait pour la perfection de ce service, de créer un dépôt de lunettes; la dépense, croyons-nous, serait peu considérable eu égard aux services rendus.

Je termine ce compte rendu en signalant :

3 cas d'asthénopie accommodative et

4 cas de presbyopie corrigés à la clinique.

J'ajoute que, grâce à une convention passée avec

M. Liskenne, oculariste à Paris, nous pouvons faire obtenir à nos malades des pièces artificielles assez convenables pour un prix vraiment très minime ; considération qui n'est pas sans valeur, lorsqu'il faut décider un patient pauvre à l'énucléation.

On nous pardonnera bien des lacunes laissées à regret dans ce travail. Pour le faire complet, il aurait fallu dépasser de beaucoup les bornes que nous nous étions imposées. Nous avons préféré sacrifier l'étendue à l'exactitude.

FIN

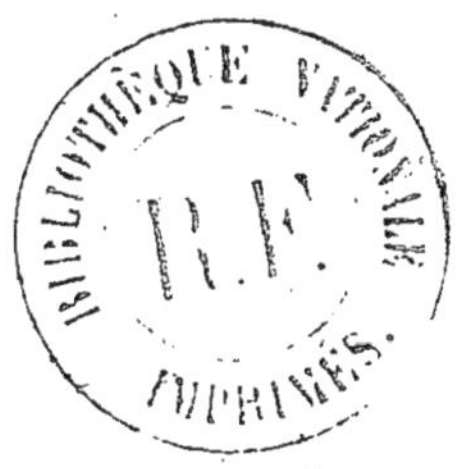

YON. — IMPRIMERIE PITRAT AINÉ, RUE GENTIL, 4.

www.ingramcontent.com/pod-product-compliance
Ingram Content Group UK Ltd.
Pitfield, Milton Keynes, MK11 3LW, UK
UKHW020403220726
13923UKWH00004B/1711

9 782019 261177